Koushik Nandan Dutta
Dibyajyoti D. Himangsu Saikia

Efeito antimicrobiano e anti-inflamatório de Capsicum chinense

Koushik Nandan Dutta
Dibyajyoti D. Himangsu Saikia

Efeito antimicrobiano e anti-inflamatório de Capsicum chinense

ScienciaScripts

Imprint

Any brand names and product names mentioned in this book are subject to trademark, brand or patent protection and are trademarks or registered trademarks of their respective holders. The use of brand names, product names, common names, trade names, product descriptions etc. even without a particular marking in this work is in no way to be construed to mean that such names may be regarded as unrestricted in respect of trademark and brand protection legislation and could thus be used by anyone.

Cover image: www.ingimage.com

This book is a translation from the original published under ISBN 978-3-330-65170-8.

Publisher:
Sciencia Scripts
is a trademark of
Dodo Books Indian Ocean Ltd. and OmniScriptum S.R.L publishing group

120 High Road, East Finchley, London, N2 9ED, United Kingdom
Str. Armeneasca 28/1, office 1, Chisinau MD-2012, Republic of Moldova, Europe
Printed at: see last page
ISBN: 978-620-8-16325-9

CAPÍTULO 1
INTRODUÇÃO

A Organização Mundial de Saúde (OMS) define a saúde como "um estado completo de bem-estar físico, mental e social e não apenas a ausência de doença ou enfermidade".

REISING:

Um contraestimulante é uma substância que provoca irritação ou inflamação ligeira num local para aliviar o desconforto. Esta estratégia insere-se na categoria geral da contraestimulação. É uma substância que, quando aplicada, provoca uma irritação ou uma ligeira inflamação da pele com o objetivo de aliviar a dor nos músculos, articulações e vísceras distais ao local de aplicação. Trata-se de uma substância para uso externo. A capsaicina, o metanol (óleo de menta), o salicilato de metilo e a cânfora são exemplos de contra-irritantes.[1]

FLAMING:

A inflamação faz parte da complexa reação biológica do tecido vascular a estímulos nocivos, como agentes patogénicos, células danificadas ou irritantes. Caracteriza-se por vermelhidão, inchaço das articulações, dores nas articulações, rigidez e perda de função articular. Atualmente, a inflamação é tratada com AINEs. A inflamação é uma resposta normal e protetora aos danos nos tecidos causados por traumas físicos, substâncias químicas nocivas ou agentes patogénicos microbiológicos. A inflamação é uma condição clínica comum e a artrite reumatoide (AR) é uma doença autoimune crónica e debilitante que afecta aproximadamente 1% da população dos países industrializados. Os sinais clássicos de inflamação são vermelhidão localizada, inchaço, dor, calor e perda de função. Parte-se do princípio de que os analgésicos actuais, como os opiáceos e os AINE, não são úteis em todos os casos devido aos seus efeitos secundários, como a irritação do trato gastrointestinal, a disfunção hepática e muito mais. De acordo com o escritor romano *Celsus*, do século I d.C., os diferentes sinais de inflamação são: *rubor* (vermelhidão), *tumor* (inchaço), *calor* (cor), *dólar* (dor no local da inflamação). A inflamação divide-se em dois tipos:

Inflamação aguda:

É acompanhada por um aumento da permeabilidade vascular, infiltração capilar e migração de leucócitos. O processo de inflamação aguda é iniciado pelos vasos sanguíneos adjacentes ao tecido lesionado. Permite a exsudação de proteínas plasmáticas e leucócitos para o tecido circundante. O aumento do influxo de fluido para o tecido leva ao inchaço caraterístico associado à inflamação, uma vez que o sistema linfático não consegue compensar, e o aumento do fluxo sanguíneo para a área causa a cor vermelha e o aumento do calor. Os vasos sanguíneos também se alteram, permitindo o movimento dos leucócitos através do endotélio e da membrana basal.

que formam o vaso sanguíneo. Uma vez no tecido, as células migram ao longo de um gradiente quimiotático para o local da lesão, onde podem tentar eliminar o estímulo e reparar o tecido.

Os mediadores inflamatórios actuam em paralelo com a propagação e a maturação das reacções inflamatórias. Estes incluem o sistema do complemento, o sistema de coagulação e o sistema de fibrinólise. Por fim, a desregulação da reação inflamatória termina a inflamação aguda. A remoção dos estímulos nocivos pára a resposta dos mecanismos inflamatórios que requerem uma estimulação constante para continuar o processo. Para além disso, muitos mediadores inflamatórios têm uma semi-vida curta e são rapidamente degradados nos tecidos, o que ajuda a terminar rapidamente a resposta inflamatória assim que o estímulo é removido.

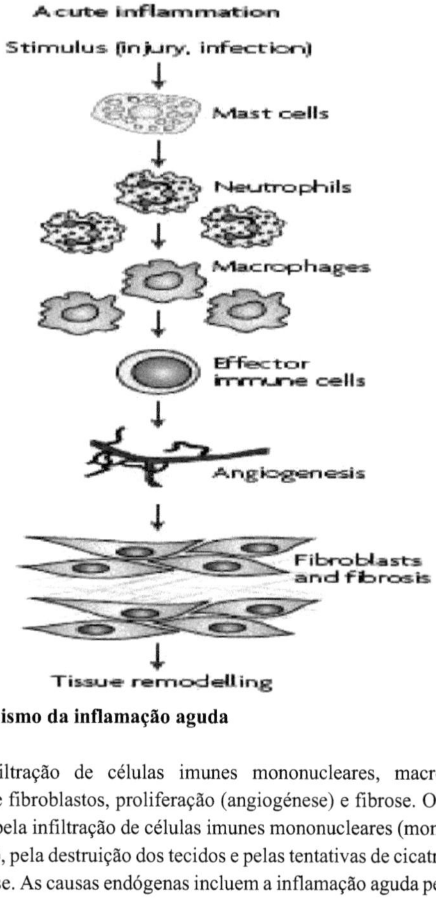

Figura 1.1 O mecanismo da inflamação aguda

Inflamação crónica:

Está associada à infiltração de células imunes mononucleares, macrófagos, monócitos, neutrófilos, ativação de fibroblastos, proliferação (angiogénese) e fibrose. O tecido inflamatório crónico caracteriza-se pela infiltração de células imunes mononucleares (monócitos, macrófagos, linfócitos, plasmócitos), pela destruição dos tecidos e pelas tentativas de cicatrização, que incluem a angiogénese e a fibrose. As causas endógenas incluem a inflamação aguda persistente. As causas exógenas são diversas e incluem infecções bacterianas, particularmente por *Mycobacterium tuberculosis*, exposição prolongada a químicos como a sílica, fumo do tabaco ou reacções auto-imunes como a artrite reumatoide. Na inflamação aguda, a remoção do estímulo impede o recrutamento de monócitos (que se transformam em macrófagos quando activados) para o tecido inflamado, e os macrófagos presentes deixam o tecido através dos vasos linfáticos. No entanto, no tecido cronicamente inflamado, o estímulo persiste, pelo que o recrutamento de monócitos é mantido, os macrófagos existentes são mantidos no local e a proliferação de macrófagos é estimulada.[2]

ETIOLOGIA MOLECULAR DA INFLAMAÇÃO:

A. Compostos de mediadores inflamatórios

A inflamação é causada pela libertação de substâncias químicas dos tecidos e das células em migração, desencadeada por várias causas, tais como lesões. As substâncias químicas mais envolvidas são as prostaglandinas (PG), os leucotrienos (LT), a histamina e a bradicinina. Mais recentemente, o fator de ativação plaquetária (PAF) e a interleucina-1 também foram implicados. As provas do seu envolvimento provêm de estudos com antagonistas competitivos dos seus receptores e com inibidores da sua síntese.

B. Eicosanóides

A oxigenação regulada do ácido araquidónico dá origem a uma grande família de metabolitos denominados eicosanóides. Os eicosanóides representam uma classe de moléculas conhecidas como "mediadores lipídicos" porque são os mensageiros químicos que transportam a informação sobre a ativação celular de uma célula para outra. Estas moléculas mensageiras celulares têm uma série de funções fisiológicas e fisiopatológicas importantes. Coordenam os processos entre as células para assegurar o funcionamento correto dos tecidos. Estas moléculas também desempenham um papel central na realização de importantes respostas de defesa do hospedeiro para proteger o tecido de condições adversas, incluindo infecções bacterianas. O primeiro passo na biossíntese dos eicosanóides, comum a todas as vias, incluindo a síntese das prostaglandinas e dos leucotrienos, é a libertação do ácido araquidónico do seu local de armazenamento nos fosfolípidos membranares pela enzima fosfolipase A2 (PLA2). Os derivados do ácido araquidónico são conhecidos como eicosanóides. Os eicosanóides incluem as prostaglandinas (PG) e os tromboxanos (TX),
Prostaciclinas (PGI), leucotrienos (LT), lipoxinas e produtos resultantes do efeito da P450 sobre os ácidos gordos.

C. Prostaglandinas

As prostaglandinas (PG) são ácidos carboxílicos que contêm vinte átomos de carbono. Têm o mesmo esqueleto carbónico básico que o hipotético composto de origem, o ácido prostanóico. Existem vários PGs, todos com um anel de cinco membros, duas cadeias alifáticas, um grupo -COOH terminal, uma ligação dupla C-13:C-14 e um grupo -OH em C-15. As prostaglandinas são como as hormonas e actuam como mensageiros químicos, mas não migram para outros locais. Actuam no interior das células onde são sintetizadas. São sintetizadas bioquimicamente a partir do ácido gordo araquidónico. A síntese é efectuada por um complexo de síntese de PG ligado à membrana, constituído por dois componentes: a ciclo-oxigenase, que catalisa a ciclização dos C-8 e C-12, e o componente peroxidase, que completa a formação dos PG. A forma única do ácido araquidónico é causada por uma série de ligações duplas cis que contribuem para formar o anel de cinco membros. Os anéis de cinco membros podem também conter ligações duplas, uma cetona ou grupos alcoólicos. O ácido araquidónico é produzido pela ação da enzima PLA2 sobre os fosfolípidos. As prostaglandinas (PG) são formadas pela ação das enzimas ciclo-oxigenase (COX) sobre o ácido araquidónico. As PG activam a resposta inflamatória, a produção de dor e de febre. Uma vez formado, o PGH é processado por uma série de enzimas que produzem PG, TX e PGI biologicamente activos. Todos os metabolitos de PGH são denominados prostanóides. A PGH é convertida em PGE, PGF ou PGD pelas respectivas isomerases. Quando um tecido é danificado, os glóbulos brancos acorrem ao local para minimizar a destruição do tecido e são produzidas prostaglandinas. Os receptores que medeiam a ação das PG e de outros prostanóides foram recentemente identificados. São receptores acoplados à proteína G com sete domínios transmembranares. Os PGs são rapidamente degradados numa variedade de tecidos em compostos com pouca ou nenhuma atividade biológica. Os leucotrienos (LT) são mediadores lipídicos eicosanóides produzidos naturalmente que podem ser responsáveis pelos efeitos de uma resposta inflamatória. O nome "leucotrieno" foi introduzido pelo bioquímico sueco B. Samuelson e é composto pelas palavras leucócito e três ligações duplas conjugadas. Os leucotrienos são formados pela conversão do ácido araquidónico num intermediário epóxido instável, o leucotrieno A4 (LTA4), que é convertido em LTB4 por hidratação. A adição de glutatião converte-o em LTC4. Este LTC4 é convertido em LTD4 e LTE4 através da eliminação sucessiva de resíduos de gama-glutamilo e glicina O LTB4 é um importante mediador inflamatório. É uma forte quimiotaxina para os neutrófilos e aumenta a adesão dos leucócitos às paredes dos vasos sanguíneos. Tanto o LT como o PAF têm uma série de semelhanças. Ambos são mediadores lipídicos que se formam através da via do ácido araquidónico. Ambos são sintetizados e libertados pelos mastócitos e basófilos após a exposição a alergénios.

E. Histamina

A histamina é um composto importante que desempenha um papel em muitas reacções alérgicas. É formada pela descarboxilação da histidina. As alergias são causadas por uma reação imunitária a uma substância normalmente inofensiva (por exemplo, pólen, pó) que entra em contacto com linfócitos específicos para esta substância (antigénio). Em muitos casos, o linfócito que desencadeia a reação é um mastócito. Para que esta reação ocorra, uma molécula IgE flutuante específica para o antigénio (uma imunoglobulina associada à reação alérgica) deve primeiro ligar-se aos receptores da superfície celular dos mastócitos. A ligação do antigénio à IgE ligada ao mastócito desencadeia então uma reação no mastócito. Esta reação envolve frequentemente a libertação de histamina. A histamina pode desencadear uma inflamação tanto direta como indiretamente. Após a libertação de histamina por um mastócito ativado por um antigénio, a permeabilidade dos vasos sanguíneos na vizinhança do local é aumentada. Isto faz com que os fluidos sanguíneos (incluindo os leucócitos, que estão envolvidos na resposta imunitária) entrem na área e causem inchaço. Isto é conseguido através da capacidade da histamina para induzir a fosforilação de uma proteína de adesão intercelular chamada caderina, que está localizada nas células endoteliais vasculares.

Desta forma, a histamina tem um efeito vasoativo. Esta fosforilação cria espaços entre as células do tecido vascular através dos quais o fluido sanguíneo pode infiltrar-se no espaço extracelular. Indiretamente, a histamina contribui para a inflamação ao interferir com as funções de outros leucócitos na área. Foi levantada a hipótese de que a libertação de histamina desencadeia a libertação de citocinas e de alguns mediadores inflamatórios. Estes químicos, por sua vez, aumentam a resposta inflamatória.

F. Bradicinina

É um potente vasodilatador dependente do endotélio que provoca a contração do músculo liso não vascular e aumenta a permeabilidade vascular. Está também envolvido no mecanismo da dor. Aumenta o nível interno de cálcio nos astrócitos neocorticais. O recetor da bradicinina só se exprime na sequência de uma lesão tecidular e pensa-se que desempenha um papel no processo inflamatório. A bromelaína, uma enzima proteolítica do ananás, suprime o inchaço induzido por traumatismos, causado pela libertação de bradicinina na corrente sanguínea e nos tecidos. Outros inibidores da bradicinina encontram-se nas espécies de aloé e nos polifenóis do vinho e do chá verde. A bradicinina interage com uma variedade de células e desencadeia uma vasta gama de respostas biológicas. Ativa dois receptores de membrana diferentes, nomeadamente os receptores B1 e B2. O recetor B2 é o recetor clássico da bradicinina que se liga seletivamente à bradicinina e à calidina e está constitutivamente presente na maioria dos tecidos. O recetor B1 liga-se a metabolitos de cininas e é geralmente menos abundante do que o recetor B2. Ao contrário do recetor B2, que é expresso constitutivamente, o recetor B1 é induzível e está envolvido na sensibilização dos nociceptores periféricos. A indução e a ligação do recetor B1 também podem levar à produção de mediadores pró-inflamatórios, incluindo o fator de necrose tumoral α e a interleucina 1-β. Tanto os receptores B1 como os B2 activam a via da fosfolipase C, que conduz ao metabolismo do fosfolípido membranar, o fosfatidilinositol bifosfato (PIP2), e à libertação de dois fragmentos resultantes, o inositol trifosfato (IP3) e o diacilglicerol (DAG). O IP3 interage com os receptores IP3 e liberta cálcio. O DAG ativa a proteína quinase C, que por sua vez fosforila uma série de alvos celulares. Esta via de sinalização é importante para a sensibilização dos neurónios nociceptivos a outros estímulos dolorosos.

G. Fator ativador de plaquetas

O fator de ativação plaquetária (PAF) é um potente ativador fosfolipídico e mediador de numerosas funções leucocitárias, incluindo a agregação plaquetária, a inflamação e a anafilaxia. O PAF foi o primeiro fosfolípido intacto conhecido por ter funções de mensageiro em que a sinalização ocorre através da ligação da molécula. O PAF é sintetizado por uma variedade de células, tais como plaquetas, neutrófilos, monócitos e macrófagos. É sintetizado por uma acetiltransferase específica ligada à membrana que catalisa a transferência de um resíduo de acetilo da acetil-CoA para o liso-PAF, que é formado pela ação da PLA2 sobre a fosfatidilcolina. O PAF é sintetizado pelas células em pequenas quantidades, mas é produzido pelas células inflamatórias em quantidades muito maiores quando necessário em resposta a estímulos específicos das células. A principal função do PAF é mediar as interações intercelulares. Ao ligar-se ao seu recetor específico, o PAF ativa a PLA2 citoplasmática e a fosfolipase C. O PAF tem várias propriedades pró-inflamatórias e, em excesso, tem sido implicado na patogénese de várias doenças, desde reacções alérgicas a acidentes vasculares cerebrais, enfarte do miocárdio, colite e aterosclerose. A administração de PAF pode induzir muitos dos sintomas observados na asma, provavelmente através da produção de leucotrienos como mediadores secundários. É um importante mediador da anafilaxia em animais e as intervenções que bloqueiam o PAF, como a PAF acetil-hidrolase, previnem a anafilaxia fatal. O PAF é controlado, em parte, por uma regulação rigorosa da sua síntese e, em parte, pela ação de acetil-hidrolases específicas que removem o grupo acetilo do PAF, abolindo assim a sua atividade biológica.[3]

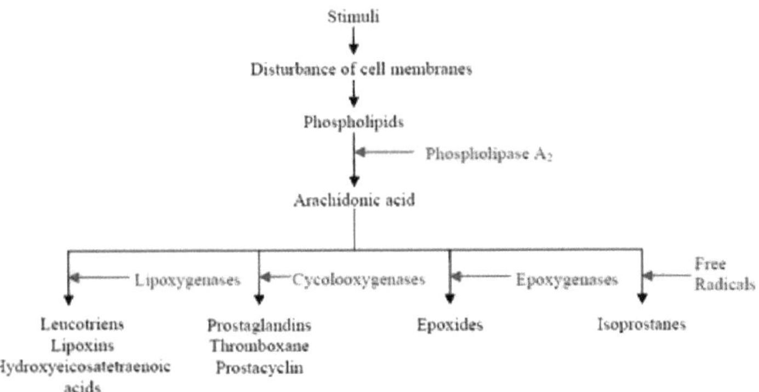

Figura 1.2: A via dos mediadores libertados a partir do ácido araquidónico.

DOENÇA ASSOCIADA A DOR E INFLAMAÇÃO:

O sistema imunitário está frequentemente envolvido em doenças inflamatórias. As doenças auto-imunes, as reacções alérgicas e algumas miopatias são tipos comuns de doenças inflamatórias. O cancro, a aterosclerose e a doença cardíaca isquémica são algumas doenças não imunes comuns associadas à dor e à inflamação. As doenças inflamatórias comuns associadas à dor incluem

> *Apendicite* - uma inflamação do apêndice ou uma inflamação do apêndice está associada a uma obstrução.

> *Artrite* - as infecções bacterianas e virais, os complexos imunitários conduzem a uma inflamação das articulações, que destrói a cartilagem articular e o líquido sinovial.

> *Angiomatose bacilar* - Doença da pele de indivíduos imunocomprometidos caracterizada por lesões avermelhadas e elevadas, frequentemente rodeadas por um anel escamoso e inflamação.

> *Cancro* - crescimento ilimitado de tecido em ligação com inflamação

> *Celulite* - uma infeção provoca uma inflamação subcutânea do tecido conjuntivo.

> *Colite* - infecções bacterianas, úlceras causam inflamação no intestino grosso.

> *Insuficiência cardíaca, acidente vascular cerebral, ataque cardíaco* - doenças cardíacas comuns associadas à inflamação.

> *Polimiosite* - a pele caracteriza-se por erupções cutâneas eritematosas avermelhadas e inflamação.[4]

O tratamento da inflamação:

O tratamento dos doentes com inflamação tem dois objectivos principais

1. *O alívio da dor, que é frequentemente o principal sintoma.*
2. *O abrandamento ou a paragem do processo de danificação dos tecidos.*

Classes de medicamentos anti-inflamatórios:

Sabe-se que vários compostos interagem com uma ou mais das muitas etapas envolvidas na formação de eicosanóides. O primeiro passo é a formação de ácido araquidónico pela PLA2. [5]Os agentes anti-inflamatórios esteróides, como os corticosteróides, bloqueiam a PLA2. Exemplo: dexametasona, prednisolona, cortisol, corticosterona. Os anti-inflamatórios não esteróides (AINE), como a aspirina, a indometacina e o ibuprofeno, são fortes inibidores da ciclo-oxigenase (COX). Bloqueiam a síntese de PGG e, consequentemente, de PGS, TX e PGI. A aspirina actua através da acetilação de um resíduo de serina no centro ativo da COX e inibe irreversivelmente a enzima. Outros AINEs têm um efeito reversível na COX. A aspirina e outros AINE não inibem a 5-lipoxigenase e podem facilitar a formação de LT, disponibilizando mais ácido araquidónico para o metabolismo.

Medicamentos esteróides:

Os medicamentos semelhantes à cortisona, introduzidos nos anos 50, também conhecidos como corticosteróides ou glucocorticóides, são imitadores sintéticos das hormonas do stress produzidas nas glândulas supra-renais. O corticosteroide mais conhecido é a prednisona. Quando administrados de forma terapêutica, os glucocorticóides têm um forte efeito anti-inflamatório e imunossupressor. Inibem as manifestações precoces e tardias da inflamação. Actuam sobre todos os tipos de reacções inflamatórias, independentemente de estas serem causadas por agentes patogénicos invasores, por estímulos químicos ou físicos ou por uma reação imunitária. São geralmente prescritos para doenças auto-imunes como a artrite reumatoide, a asma e a esclerose múltipla.

A. Mecanismo de ação

Os glucocorticóides interagem com receptores intracelulares. Os complexos de receptores de esteróides resultantes dimerizam e interagem com o ADN para alterar a transcrição dos genes. O efeito anti-inflamatório deve-se à inibição da transcrição dos genes da COX2, das citocinas, das moléculas de adesão celular e da NO sintase induzível. Os corticosteróides podem ser muito benéficos no tratamento de determinadas doenças, mas existe o risco de também poderem suprimir as reacções de proteção necessárias às infecções e prejudicar o importante processo de cicatrização.

B. Farmacocinética

A maioria destes medicamentos é eficaz quando administrada por via oral. Todos eles podem ser administrados por via sistémica, intramuscular ou intravenosa. Os glucocorticóides endógenos encontram-se no plasma, ligados à globulina de ligação aos corticosteróides e à albumina. Como são lipofílicos

As moléculas de cortisona e de prednisona entram nas suas células-alvo por simples difusão. A cortisona e a prednisona são inactivas até serem convertidas em hidrocortisona e prednisolona in vivo.

C. Correlações estrutura-atividade

As relações estrutura-atividade dos glucocorticóides baseiam-se em duas hormonas naturais, o cortisol e a corticosterona. As caraterísticas estruturais destes compostos são uma 3-cetona conjugada, um grupo 11-OH e uma cadeia 17β-cetolida. As modificações moleculares tiveram como objetivo desenvolver compostos com atividade glucocorticoide e anti-inflamatória, mas sem efeitos secundários mineralocorticóides e outros. Verificou-se que a introdução de grupos metilo, ligações duplas e substituintes halogéneos teve um efeito positivo na atividade.

D. Efeitos secundários

A prednisona provoca uma "cara de lua" redonda com o uso prolongado. Observa-se também um aumento da obesidade abdominal. Ao atenuarem a resposta imunitária, aumentam a suscetibilidade às infecções. Os corticosteróides também interferem com o metabolismo de nutrientes importantes, como o ácido fólico, a vitamina B6, B12, o potássio e o zinco. Impedem o desenvolvimento ósseo nos jovens. Outros efeitos secundários comuns incluem adelgaçamento da pele, hipertensão arterial, aumento do açúcar no sangue, cataratas, glaucoma, infertilidade masculina e perda de massa muscular.

ANTI-INFLAMATÓRIOS NÃO ESTERÓIDES (NSA):

A origem dos AINEs remonta a 1763, quando foi introduzido o salicilato de sódio. O derivado acetil do ácido salicílico, denominado aspirina, foi utilizado mais tarde. A fenilbutazona, um derivado do ácido indol acético, foi utilizada a partir da década de 1950. Este foi o primeiro AINE que não era constituído por salicilatos. No entanto, foi abandonada devido à sua toxicidade para a medula óssea. A indometacina, outro derivado do ácido indol acético, foi desenvolvida nos anos 60 em substituição da fenilbutazona. A maioria dos AINEs são ácidos orgânicos fracos. Assim que são absorvidos, ligam-se à albumina sérica. Devido ao aumento da permeabilidade vascular nos locais de inflamação, este elevado grau de ligação às proteínas pode levar à libertação de maiores quantidades de AINE. Trata-se de um grupo quimicamente diverso. A classificação estrutural pode ser consultada no quadro seguinte:

No.	Chemical class	Examples
1	Salicylates	Asprin, Sodium Salicylate
2	Quinolones	Cinchopen
3	2-Aryl Propionic Acids	Carprofen, Ibuprofen, Naproxen, Ketoprofen
4	Anthranilic Acids	Flunixin, Meclofenamic Acid, Tolfenamic Acid
5	Indolines	Indomethacin, Eltenac, Tepoxalin
6	Pyrazolones	Phenylbutazone, Oxyphenylbutazone
7	Oxicams	Meloxicam, Piroxicam
8	S.Sulphonamide Derivatives	Nimesulide.

Quadro 1.1 Classificação estrutural dos AINEs.

A principal ação dos AINE consiste em inibir a enzima COX, bloqueando assim a conversão do ácido araquidónico em prostaglandinas, prostaciclina e tromboxanos. A COX 1 ou prostaglandina sintase H é uma enzima que regula a função celular normal e é estimulada por hormonas e factores de crescimento. É expressa constitutivamente na maioria dos tecidos e é inibida em graus variáveis pelos AINE. A COX 1 é importante para manter a integridade da mucosa gástrica e duodenal, e muitos dos efeitos secundários dos AINE no trato gastrointestinal são atribuídos à sua inibição. A COX 2 ou prostaglandina sintase H2 é uma enzima induzível que não é detetável na maioria dos tecidos. A sua expressão aumenta durante a inflamação ou experimentalmente em resposta a estímulos mitogénicos. A sua expressão é inibida pelos glucocorticóides. A COX-2 é também inibida, em maior ou menor grau, por todos os AINEs atualmente utilizados. Por conseguinte, as diferenças de eficácia em

O grau em que um determinado AINE inibe uma isoforma da COX pode afetar a sua atividade e potencial toxicidade. Foi sugerido que o AINE ideal apenas inibe a COX-2 induzível sem ter qualquer efeito sobre a COX-1 .[5]

A. Farmacocinética dos AINEs

Em geral, os AINE são quase completamente absorvidos pelo trato gastrointestinal e tendem a não ser excretados por via pré-sistémica. Estão fortemente ligados à albumina plasmática. O seu t1/2 varia de 1 a 60 horas. A grande maioria dos AINEs são fármacos fracamente ácidos que colonizam o tecido sinovial das articulações inflamadas.

B. Efeitos fisiológicos

1. *Efeito analgésico*: O efeito analgésico dos AINEs é exercido tanto a nível periférico como central. No entanto, predomina o efeito periférico. O seu efeito analgésico está normalmente associado ao seu efeito anti-inflamatório e resulta da inibição da síntese de prostaglandinas nos tecidos inflamados.

2. *Efeito anti-inflamatório:* O papel das prostaglandinas na inflamação é causar vasodilatação e aumento da permeabilidade vascular. A inibição da síntese de PGs pelos AINEs atenua a inflamação em vez de a eliminar, uma vez que estes fármacos não inibem outros mediadores inflamatórios. Não alteram o curso da doença responsável pela inflamação.

3. *Efeito antipirético*: Durante a febre, o pirogénio IL-1 do próprio organismo é libertado dos leucócitos e actua diretamente no centro de termorregulação no hipotálamo para aumentar a temperatura corporal. Este efeito está associado a um aumento das prostaglandinas no cérebro. A aspirina previne o efeito de aumento da temperatura da IL-1 ao impedir o aumento dos níveis de prostaglandinas no cérebro.

C. Mecanismo de inibição da COX

Os AINEs inibem a COX através de vários mecanismos. A aspirina acetila um resíduo de serina da forma constitutiva da enzima, o que provoca uma inibição irreversível. Isto deve-se ao impedimento estérico do acesso do substrato ao centro ativo da oxigenase. Em contrapartida, outros AINE, incluindo os salicilatos, são inibidores competitivos reversíveis da COX. As enzimas COX são bifuncionais e têm duas actividades diferentes. Tanto a COX-1 como a COX-2 estão associadas a membranas e o centro ativo consiste num longo canal com uma curva na sua extremidade. O canal é mais largo na COX-2. Os AINEs convencionais bloqueiam ambas as enzimas a meio caminho do canal através da ligação de hidrogénio a um resíduo polar, R120. Também é possível o emparelhamento iónico do grupo carboxilo do inibidor com R120. A maior parte deles actua de forma reversível, excluindo principalmente o araquidonato. A aspirina, no entanto, liga-se à S530 e acetila-a, o que leva a uma inibição irreversível. A principal diferença entre as duas enzimas COX está na posição 523, onde a COX-1 tem uma isoleucina volumosa, enquanto a COX-2 tem valina, que

mais pequeno. Isto cria um espaço que permite o acesso a uma bolsa lateral, que é o local de ligação dos agentes selectivos da COX-2. Estes inibidores da COX-2 são demasiado volumosos para caberem no canal da COX-1. Estudos de estrutura cristalina do complexo de diclofenac com a COX murina mostraram que o ligando se liga à COX-2 numa conformação invertida, com o seu grupo carboxilato ligado por hidrogénio a T385 e S530. Isto prova que o grupo carboxilato de um AINE ácido pode ligar-se à COX numa orientação que impede a formação de uma ponte salina com R120.

D. Efeitos indesejáveis dos AINEs

Os efeitos secundários dos AINEs são comuns, em parte porque os medicamentos podem ser administrados em doses elevadas durante um longo período de tempo e em parte porque são frequentemente utilizados em pessoas idosas, que são mais susceptíveis aos efeitos secundários.

1. *Trato gastrointestinal*: Os danos na membrana mucosa do trato gastrointestinal parecem dever-se principalmente à inibição da síntese de PG e não a um efeito erosivo direto da droga. As prostaglandinas, como a PGE2 e a PGI2, inibem a secreção de ácido gástrico, aumentam o fluxo sanguíneo para a mucosa gástrica e têm uma função citoprotectora. Ao inibir a formação de PGs, os AINEs podem causar ulceração ao induzir isquémia da mucosa e ao prejudicar a barreira protetora do muco, expondo a mucosa aos efeitos nocivos do ácido.

2. *Nefrotoxicidade:* As prostaglandinas PGE2 e PGI2 são fortes vasodilatadores que são sintetizados na medula renal e nos glomérulos, respetivamente. Estão envolvidas no controlo do fluxo sanguíneo renal e na excreção de sal e água. A inibição da síntese renal de PG pode levar à retenção de sódio, à redução do fluxo sanguíneo renal e à insuficiência renal. Além disso, os AINE podem causar nefrite intersticial e hipercaliemia. O abuso prolongado destes medicamentos leva à necrose capilar e à insuficiência renal crónica.

3. *Efeitos cardiovasculares:* Os AINEs podem afetar a função cardiovascular de várias formas. Em particular, podem causar ou exacerbar a hipertensão e interagir negativamente com medicamentos anti-hipertensores. Esta questão é clinicamente relevante, uma vez que a hipertensão é comum e um dos principais factores determinantes das doenças cardiovasculares, enquanto os AINE se encontram entre os medicamentos mais frequentemente prescritos.[6]

Medicamentos anti-inflamatórios:

Drogas Drogas indesejáveis

Acetaminofeno: Erupções cutâneas, perturbações gástricas, iterícia

Asprin: Náuseas Vómitos Úlcera de estômago

Lbuprofeno: náuseas, tonturas, sonolência

Indometacina: náuseas obstipação perturbações gástricas

Fentanil: sedação, sudação, dor de cabeça

Mwthadon: sonolência, tonturas, vómitos

Sulfato de morfina: sedação, suores, dores de cabeça, tonturas

Codeína: sedação, sudação, letargia, vómitos

Buprenorfina: Ligeira sonolência, náuseas, vómitos Pentazocina: Doses elevadas aumentam a tensão arterial

2. ACTIVIDADE ANTIMICROBIANA:

Um agente antimicrobiano é uma substância ativa que mata os microrganismos ou inibe o seu crescimento. Os medicamentos antimicrobianos podem ser classificados de acordo com os microrganismos contra os quais actuam principalmente. Por exemplo, os antibióticos são utilizados contra as bactérias e os antimicóticos contra os fungos. Podem também ser classificados de acordo com a sua função. [1]Os agentes que matam os micróbios são conhecidos como microbicidas, enquanto os agentes que se limitam a inibir o seu crescimento são conhecidos como biostáticos. A utilização de medicamentos antimicrobianos para tratar infecções é conhecida como quimioterapia antimicrobiana, enquanto a utilização de medicamentos antimicrobianos para prevenir infecções é conhecida como profilaxia antimicrobiana.

As classes mais importantes de agentes antimicrobianos são os desinfectantes ("antimicrobianos não selectivos", como a lixívia), que matam uma variedade de micróbios em superfícies não vivas para evitar a propagação de doenças, os anti-sépticos (que são aplicados em tecidos vivos e ajudam a reduzir as infecções durante os procedimentos cirúrgicos) e os antibióticos (que destroem os microrganismos no corpo). Inicialmente, o termo "antibiótico" referia-se apenas a formulações derivadas de organismos vivos, mas atualmente também se aplica a antimicrobianos sintéticos, como as sulfonamidas ou as fluoroquinolonas. No passado, o termo também se limitava aos agentes antibacterianos (e é frequentemente utilizado como sinónimo destes por profissionais médicos e na literatura médica), mas o seu contexto alargou-se para incluir todos os agentes antimicrobianos. Os agentes antibacterianos podem ainda ser subdivididos em agentes bactericidas, que matam as bactérias, e agentes bacteriostáticos, que retardam ou impedem o crescimento bacteriano. Sabe-se que a utilização de substâncias com propriedades antimicrobianas é uma prática comum há pelo menos 2000 anos. Os antigos egípcios e gregos utilizavam certos bolores e extractos de plantas para tratar infecções. Mais recentemente, microbiologistas como Louis Pasteur e Jules Francois Joubert observaram o antagonismo entre algumas bactérias e discutiram os benefícios do controlo destas interações na medicina. Em 1928, Alexander Fleming foi o primeiro a descobrir um fungo antimicrobiano natural conhecido como *Penicilliumrubens*. Chamou penicilina à substância extraída do fungo e, em 1942, foi utilizada com êxito no tratamento de uma infeção estreptocócica. A penicilina revelou-se também eficaz no tratamento de numerosas outras doenças infecciosas, como a gonorreia, a faringite estreptocócica e a pneumonia, que até então eram potencialmente fatais para os doentes. Existem muitos agentes antimicrobianos que podem ser utilizados contra uma vasta gama de doenças infecciosas.

Doenças. Os agentes antibacterianos são utilizados para tratar infecções bacterianas. A toxicidade dos antibióticos para os seres humanos e outros animais é geralmente considerada baixa. No entanto, o uso prolongado de certos antibióticos pode reduzir o número de flora intestinal, o que pode ter um impacto negativo na saúde. Após a utilização prolongada de antibióticos, a ingestão de probióticos e uma dieta sensata podem ajudar a substituir a flora intestinal destruída. O transplante fecal pode ser considerado para os doentes que têm dificuldade em recuperar de um tratamento antibiótico prolongado, por exemplo, infecções recorrentes por Clostridium difficile. A descoberta, o desenvolvimento e a utilização clínica de antibióticos no século XX reduziram significativamente a mortalidade causada por infecções bacterianas. A era dos antibióticos começou com a utilização pneumática de fármacos à base de nitroglicerina, seguida de um período "dourado" de descobertas, de cerca de 1945 a 1970, em que foram descobertos e desenvolvidos vários agentes estruturalmente diversos e altamente eficazes. No entanto, desde 1980, a introdução de novos agentes antimicrobianos para uso clínico diminuiu, em parte devido ao enorme custo do desenvolvimento e teste de novos medicamentos. [7]Paralelamente, tem-se registado um aumento alarmante da resistência de bactérias, fungos, vírus e parasitas a um grande número de agentes existentes.

Agentes antimicrobianos para a medicina humana:
Os antibióticos estão entre os medicamentos mais utilizados. No entanto, estão também entre os medicamentos que são frequentemente utilizados de forma incorrecta pelos médicos, por exemplo, na utilização de antibióticos para infecções virais do trato respiratório. Em resultado da utilização generalizada e indiscriminada de antibióticos, tem-se verificado uma emergência acelerada de agentes patogénicos resistentes aos antibióticos, o que constitui uma séria ameaça para a saúde pública mundial. [9]O problema da resistência exige um esforço renovado na procura de agentes antibacterianos que sejam eficazes contra bactérias patogénicas resistentes aos antibióticos actuais. As estratégias potenciais para atingir este objetivo incluem o aumento da amostragem de diversos ambientes e a aplicação da metagenómica para identificar compostos bioactivos produzidos por microrganismos atualmente desconhecidos e não cultivados, bem como o desenvolvimento de bibliotecas de pequenas moléculas adaptadas a alvos bacterianos.

Os agentes antibacterianos são utilizados para tratar infecções bacterianas. A toxicidade dos antibióticos para os seres humanos e outros animais é geralmente considerada baixa. No entanto, a utilização prolongada de certos antibióticos pode reduzir o número de flora intestinal, o que pode ter um impacto negativo na saúde. Após a utilização prolongada de antibióticos, a ingestão de probióticos e uma dieta sensata podem ajudar a substituir a flora intestinal destruída. Um transplante fecal pode ser considerado para os doentes que têm dificuldade em recuperar de um tratamento antibiótico prolongado, por exemplo, infecções recorrentes por Clostridium difficile. A descoberta, o desenvolvimento e a utilização clínica de antibióticos no século XX reduziram significativamente a mortalidade causada por infecções bacterianas. A era dos antibióticos começou com a

a aplicação pneumática de medicamentos à base de nitroglicerina, seguida de um período "dourado" de descobertas, de cerca de 1945 a 1970, em que foram descobertos e desenvolvidos vários agentes estruturalmente diversos e altamente eficazes. No entanto, desde 1980, a introdução de novos agentes antimicrobianos para uso clínico diminuiu, em parte devido ao enorme custo do desenvolvimento e teste de novos medicamentos. Paralelamente, tem-se registado um aumento alarmante da resistência de bactérias, fungos, vírus e parasitas a vários agentes existentes.

Os antibióticos estão entre os medicamentos mais utilizados. No entanto, estão também entre os medicamentos que são frequentemente utilizados de forma incorrecta pelos médicos, por exemplo, na utilização de antibióticos para infecções virais do trato respiratório. Em resultado da utilização generalizada e indiscriminada de antibióticos, tem-se verificado uma emergência acelerada de agentes patogénicos resistentes aos antibióticos, o que constitui uma séria ameaça para a saúde pública mundial. O problema da resistência exige um esforço renovado na procura de agentes antibacterianos que sejam eficazes contra bactérias patogénicas resistentes aos antibióticos actuais. As estratégias potenciais para atingir este objetivo incluem o aumento da amostragem de diversos ambientes e a aplicação da metagenómica para identificar compostos bioactivos produzidos por microrganismos atualmente desconhecidos e não cultivados, bem como o desenvolvimento de bibliotecas de pequenas moléculas adaptadas a alvos bacterianos.[8]

Agentes antimicrobianos em alimentos e embalagens de alimentos:
Prevê-se que a investigação e o desenvolvimento de materiais antimicrobianos para aplicações alimentares, tais como embalagens e outras superfícies em contacto com os alimentos, aumentem na próxima década com o aparecimento de novos materiais poliméricos e antimicrobianos. As embalagens antimicrobianas podem assumir várias formas, tais como a adição de saquetas de agentes antimicrobianos voláteis às embalagens, a incorporação de agentes antimicrobianos voláteis e não voláteis diretamente nos polímeros, o revestimento ou a adsorção de agentes antimicrobianos nas superfícies poliméricas, a imobilização de agentes antimicrobianos nos polímeros através de ligações iónicas ou covalentes e a utilização de polímeros que são inerentemente antimicrobianos. As recentes doenças microbianas de origem alimentar estão a impulsionar a procura de formas inovadoras de inibir o crescimento microbiano nos alimentos, mantendo a qualidade, a frescura e a segurança.[9]

Agentes antimicrobianos utilizados na agricultura:

[12]O imazalil (um fungicida imidazólico) e o triadimefão (um derivado triazólico) são ambos utilizados na agricultura para controlar uma vasta gama de fungos em frutos e produtos hortícolas. Estes compostos prejudicam a permeabilidade celular dos fungos patogénicos.

Os fungicidas e insecticidas químicos utilizados na agricultura podem ser detectados em concentrações relativamente elevadas nas águas, sedimentos e biota locais. A sua utilização não controlada pode ter efeitos negativos a longo prazo no ambiente aquático natural. O desenvolvimento de compostos antimicrobianos a partir de fontes naturais é considerado uma abordagem promissora para o óleo comercial de analysoriganum contra a Candida albicans .[10]

Referência:

1. **Hill JM, et. al.** Acute effect of 2 topical anti-irritant creams on pain induced by delayed-onset muscle soreness. J Sport Rehabil. Vol. 2(1). 2002; 11:202-208.
2. **Srdan V., et. al.** Definição de inflamação, causas da inflamação e possíveis estratégias anti-inflamatórias. Jornal de Inflamação Aberta. Vol. 5(1) 2012; 5:1-9.
3. **Mizushima Y, et. al.** Interação de fármacos anti-inflamatórios com preoteínas séricas. Pharma Pharmacol. Vol. 3(4). 1968; 20:169-173.
4. **Kumar S, et. al.** Anti-inflammatory activity of herbal plants: A Review. IJAPBC Vol. 2(2). Abr-Jun. 2013; ISSN: 2277 - 4688.
5. **Bhagyasri Y, et. al.** Uma revisão sobre a atividade anti-inflamatória das plantas herbáceas indianas. Revista Internacional de Investigação em Ciências Farmacêuticas e Nano Ciências. Vol. 4(1). 2015; 1- 9. ISSN: 2319-9563.
6. **Agnihotri S, et. al.** Uma revisão das propriedades anti-inflamatórias da medicina tradicional. Revista indiana de produtos e recursos naturais. Vol. 1(2). junho de 2010; pp. 150-167.
7. **Cowan, et. al.** Herbal products as antimicrobial agents. Clinical Microbiological Reports. Vol. 12(4). 1999; S. 564-582.
8. **Berger-Bachi, et. al.** Mecanismo de resistência das bactérias Gram-positivas. Mini-Revisão do Jornal Internacional de Microbiologia Medicinal. Vol. 292 (2002); pp. 27-35.
9. **Palombo, et. al.** Atividade antibacteriana de plantas medicinais tradicionais. J. Ethnopharmacological; Vol. 33(7) 2001; 77,151-157.
10. **Govindappa M. et. al.** Atividade antimicrobiana, antioxidante e anti-inflamatória in vitro do extrato de etanol e rastreio fitoquímico ativo de Wedeliatrilobata (L.) Hitchc. Journal of Pharmacognosy. Vol. 3(3). abril de 2011; pp.43-51. ISSN 2141-2502

CAPÍTULO 2

REVISÃO DA LITERATURA

FONTE BIOLÓGICA: É constituída pelos frutos maduros de *Capsicum chinense* Jaqc.

(Solanaceae)

CLASSIFICAÇÃO TAXONÓMICA:

Kingdom	Plantae Angiosperms
Order	Solanales
Family	Solanaceae
Genus	Capsicum
Species	*C.Chinense*

NOME DIALECTAL:

King Chilli   : Inglês

Bhut jolokia   : Assamês

Mirchi   : Hindi

U-Morok   : Manipuri

Naga Jolokia   : Naga

Mulaga   : Tamil

Pacha mulagu   : Malaiala

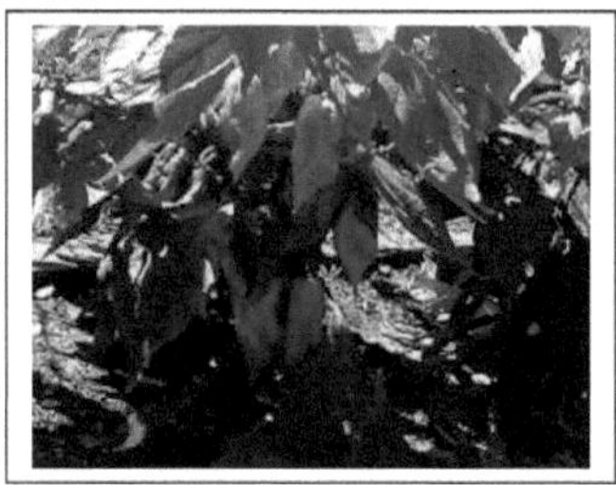

DESCRIÇÃO DA PLANTA

Grande plano de uma flor típica de *Capsicum chinese* (variedade 'Madame Jeanette') Dentro do *Capsicum chinese*, o aspeto e as caraterísticas das plantas podem variar muito. Variedades como os conhecidos Habaneros crescem em arbustos pequenos, compactos e perenes

Cerca de 0,5 m de altura. Como na maioria das espécies de Capsicum, as flores são pequenas e brancas com cinco pétalas. Os frutos que se formam variam muito em cor e forma, sendo o vermelho, o laranja e o amarelo as cores finais mais comuns, mas também são conhecidas cores como o castanho. Outra semelhança com outras espécies são as raízes achatadas, que são muito comuns.

Os frutos maduros do *Capsicum chinese* têm 60 a 85 mm de comprimento e 25 a 30 mm de largura e são de cor vermelha, amarela, laranja ou chocolate. A variedade não selecionada de *Capsicum chinese* da Índia é uma planta extremamente variável, com grande potencial para o desenvolvimento de variedades muito melhores através da seleção no futuro. As vagens *de Capsicum chinese* são únicas entre os pimentos, com a sua forma caraterística e pele muito fina. No entanto, a variedade com frutos vermelhos tem dois tipos de frutos diferentes; a variedade com frutos rugosos e amolgados tem dois tipos de frutos diferentes, os frutos rugosos e amolgados e os frutos lisos. As imagens desta página mostram exemplos da forma rugosa e da forma lisa dos frutos. As plantas com os frutos rugosos são maiores e têm ramos mais frágeis, enquanto as plantas com os frutos lisos dão mais frutos e são plantas mais compactas com ramos mais estáveis. A germinação demora cerca de 7 - 12 dias a 32 - 38 °C .[1]

Plant height	45–120 cm (17-47 inches)
Stem color	Green
Leaf color	Green
Leaf length	10.65- 10.25 cm
Leaf width	5.4-7.5 cm
Pedicels per axil	2
Corolla color	Yellow green
Anther color	Pale blue
Annular constriction	Present bellow calyx
Fruit color at maturity	Red is the most common, with orange, yellow and chocolate as rarer varieties
Fruit shape	Sub conical to conical
Fruit length	5.95 – 8.54 cm
Fruit width at shoulder	2.5-2.95 cm
Fruit weight	6.95-8.97 g
Fruit surface	Rough, uneven or smooth
Seed color	Light tan
1000 seed weight	4.1 – 5.2 g

Quadro 2.1: Caraterísticas macroscópicas de *Capsicum chinese*

CULTIVO DE PLANTAS:

A malagueta é cultivada em grande escala nos Estados do nordeste da Índia, como Assam, Nagaland, Manipur, etc. No Nordeste da Índia, há duas fases de cultivo, a Kharif e a Rabi. O cultivo da Kharif tem lugar principalmente nos estados montanhosos da região e começa em fevereiro-março; a colheita tem lugar em maio-junho. Nas planícies de Assam, é cultivada em setembro-outubro. No estado nordestino de Nagaland, os agricultores cultivam jhum (cultura itinerante) em arrozais, que são cultivados esporadicamente com arroz de verão, bem como em pequenas hortas caseiras, que podem ser cultivadas durante 2-3 anos antes de os frutos se tornarem mais pequenos. Nas hortas tradicionais, os agricultores preferem cultivar à sombra do que em locais soalheiros. Na cultura jhum, pratica-se a sementeira direta nos campos de arroz e a principal época de colheita é entre agosto e setembro. Em alternativa, o cultivo também pode ser efectuado através do cultivo de plântulas em canteiros e depois transplantadas para o canteiro principal. O período de germinação é longo (cerca de 150-160 dias), pelo que as sementes podem ser tratadas com fungicidas e insecticidas para evitar danos. Durante o crescimento da planta, ocorrem várias doenças, como as doenças fúngicas e a murchidão lenta. O pimento é colhido quando está vermelho vivo ou cor de laranja. A planta pode ser cultivada em diferentes condições edafoclimáticas, uma vez que também é cultivada noutras partes da Índia e em países vizinhos como o Bangladesh e o Srilanka. A planta necessita de um solo franco-arenoso bem drenado, franco-argiloso ou laterítico.[2]

COMPOSIÇÃO QUÍMICA:

Capsaicinóides

Capsaicina

Dihidrocapsaicina

nem di-hidrocapsaicina

Compostos fenólicos

Flavonóides

Carotenóides

Vitamina C

Terpenóides

Esteróides[3]

UTILIZAÇÃO MEDICINAL do *Capsicum chinense*:

A capsaicina, que se encontra nas espécies de Capsicum, tem sido relatada como tendo vários efeitos farmacológicos e algumas das aplicações clínicas são as seguintes:

Alívio das dores:

A capsaicina tópica tem sido proposta como um suplemento eficaz para o controlo da dor na artrite reumatoide, osteoartrite, nevralgia, neuropatia diabética e outras condições, incluindo disfunção neural, inflamação e condições cutâneas dolorosas ou pruriginosas resultantes de cirurgia, lesões ou tumores.[4]

Propriedade anti-inflamatória:

A capsaicina tem um efeito anti-inflamatório dependente da dose que é comparável à inibição da inflamação pelo diclofenac

Efeito anti-cancerígeno:

A capsaicina demonstrou ser eficaz contra o crescimento das células cancerosas da próstata, tanto in vitro como in vivo. Em células de cultura, a capsaicina demonstrou bloquear a migração das células do cancro da mama e matar as células do cancro da próstata, tendo sido relatado que a dihidrocapsaicina estimula a autofagia nas células humanas do cancro do cólon HCT116. A capsaicina natural também inibe o crescimento de células leucémicas. A capsaicina suprime o crescimento de várias linhas celulares imortais ou malignas, induzindo a paragem do ciclo, a apoptose, a autofagia e também inibindo a ativação metabólica celular.[7]

Redução de peso:

O consumo de capsaicina uma hora antes do exercício de baixa intensidade melhorou a lipólise e poderia, por conseguinte, ser um suplemento valioso no tratamento de indivíduos com hiperlipidemia e/ou obesidade. O pimento não picante CH-19 (a principal fonte de capsinóides naturais) é uma opção atractiva para a perda de peso. Foi demonstrado que uma única ingestão de pimentos CH-19 pode aumentar a temperatura corporal e o consumo de oxigénio, enquanto a ingestão repetida de pimentos CH-19 pode reduzir o peso corporal e promover a oxidação das gorduras. Recentemente, outro estudo relatou que a aplicação tópica de capsaicina em ratos obesos pode limitar a acumulação de gordura no tecido adiposo e reduzir a inflamação e aumentar a sensibilidade à insulina.

Efeitos hapatoprotectores:

O potencial benefício hepatoprotector da capsaicina foi investigado contra a lesão hepática induzida pelo tetracloreto de carbono (CCl4) em ratos, perturbando o sistema antioxidante, a geração de peroxidação lipídica (LPOs) e a ativação da caspase-3, com a capsaicina a mostrar atividade hepatoprotectora contra a toxicidade hepática induzida pelo CCl4.

Benefícios gastrointestinais:

A utilização da capsaicina no trato gastrointestinal conduziu a resultados controversos e realça a necessidade de mais estudos clínicos para definir melhor as doses eficazes. Em ratos, a capsaicina em concentrações baixas (0,13-160 μm) protege a mucosa gástrica da ulceração provocada pelo etanol, ao passo que, quando administrada em concentrações elevadas (1 ou 2 mg/mL) em estômagos de ratos, exacerba os danos na mucosa gástrica provocados pelo etanol ou pela aspirina. Num estudo com 84 voluntários humanos saudáveis, verificou-se que a capsaicina tem propriedades protectoras contra a gastropatia induzida pelo etanol e pela indometacina, com uma diminuição dependente da dose na produção de ácido gástrico básico (ED50 para 400μg de capsaicina) e um aumento do esvaziamento gástrico. Uma explicação possível é que a capsaicina medeia o efeito anti-úlcera através da vasodilatação e do aumento do fluxo sanguíneo da mucosa gástrica (GMBF), que é mediado pela libertação de óxido nítrico e CGRP por estas células portadoras de TRPV1.[6]

Efeito bactericida:

A capsaicina mostrou um efeito bactericida mesmo na concentração mais baixa preparada (25μg/ml), e o melhor efeito foi observado numa concentração de 50μg/ml. Assim, o tratamento com capsaicina pode ser um tratamento útil para estirpes resistentes a antibióticos e para pacientes que não desejam tomar antibióticos sintéticos.

As emulsões foram analisadas quanto à sua sensibilidade a três bactérias comuns utilizando testes de difusão em disco Kirby-Bauer: Staphylococcus aureus, Salmonela enteric e Escherichia coli. Tanto a capsaicina pura como as microemulsões de capsaicina mostraram ser activas contra as três bactérias.[5]

Atividade cardiovascular:

A capsaicina pode reduzir a incidência de doenças cardiovasculares ao inibir a agregação plaquetária e a atividade dos factores de coagulação VIII e IX. A capsaicina pode penetrar na membrana plasmática das plaquetas e, assim, alterar a fluidez da membrana. Foi relatado que os capsaicinóides têm potenciais efeitos benéficos no sistema cardiovascular para tratar várias ameaças cardiovasculares em seres humanos, incluindo doenças coronárias, enfarte do miocárdio, hipertensão e aterosclerose. Estudos mostram que a capsaicina pode aumentar a resistência à oxidação do LDL, atrasando o início da oxidação e abrandando a taxa de oxidação. O consumo regular de malagueta durante um período de 4 semanas pode aumentar a estabilidade oxidativa das lipoproteínas séricas em homens e mulheres adultos. Num estudo sobre os efeitos cardiovasculares e metabólicos da capsaicina administrada por via oral em ratos com síndrome metabólica (SM), foi relatado que a capsaicina não melhorou as anomalias lipídicas e da glicose em ratos com SM. No entanto, foram observados efeitos cardiovasculares positivos.

Efeito antioxidante da capsaicina:

Foi relatada a propriedade antioxidante da capsaicina em termos de inibição da peroxidação lipídica no fígado de ratos e na biomembrana lipossómica de fosfatidilcolina de soja. Observou-se que a capsaicina inibe a peroxidação lipídica induzida por iões de cobre no LDL humano. Os dados sugerem que a capsaicina é um antioxidante eficaz e proporciona proteção contra a oxidação do LDL humano. Num estudo, ratos Wistar a quem foi administrada capsaicina (3 mg/kg de peso corporal) durante três dias consecutivos apresentaram uma redução do stress oxidativo, medido como malondialdeído no fígado, pulmão, rim e músculo, e é possível que a capsaicina possa ser um antioxidante eficaz mesmo quando ingerida durante um curto período de tempo.[8]

Atividade antidiabética:

Diz-se também que a capsiaicina tem um efeito anti-diabético. Foi demonstrado que um neuropeptídeo libertado pela capsaicina inverte a diabetes em ratos, mas os efeitos na secreção de insulina parecem depender da espécie. Efeito antidiabético da cafeína e da capsaicina nos níveis sanguíneos

Verificou-se que os níveis de glicose dos ratinhos modelo obesos/diabéticos estavam reduzidos nos ratinhos KK-A(y) obesos/diabéticos.

Utilização tradicional:

Cor

Odor

Nitidez

Medicamento antirreumático

Tratamento de doenças intestinais

Atividade antimicrobiana.

Problemas de estômago

Asthaml[9]

Revisão farmacológica:

1. **Em 2014, Baruah Sangeeta et al.** investigaram a atividade farmacológica da capsaicina: Bhut jolokia, que é mundialmente famosa pela sua pungência. A planta é nativa dos estados do nordeste da Índia e é tradicionalmente utilizada para tratar várias doenças e como agente aromatizante em pratos culinários. A planta ganhou destaque quando foi declarada a malagueta mais picante do mundo em 2007. A planta tem sido pouco investigada em termos dos seus efeitos medicinais e existe muito pouca informação bibliográfica disponível. Esta revisão abrange a descrição da planta, as utilizações tradicionais, os constituintes químicos, a atividade farmacológica da capsaicina e os últimos resultados da investigação.

2. **2013, Lebel Antoine L. et al.** investigaram a extração polar aprótica de capsaicinóides de frutos de Capsicum chinense (Bhut Jolokia) para atividade antimicrobiana: O presente estudo teve como objetivo a extração, quantificação e atividade antibacteriana de capsaicinóides a partir de solventes polares apróticos (acetona e acetonitrilo) de extractos de frutos de Capsicum chinense Bhut Jolokia. Os extractos de acetonitrilo apresentaram um elevado teor de capsaicina com um nível de pungência de 4.694.074 SHU. Os capsaicinóides extraídos nos solventes foram analisados no cromatograma TLC sob luz UV a

   302 nm. A capsaicina padrão, com um valor Rf de 0,078, correspondeu à coloração observada nos extractos. Os extractos de acetona e acetonitrilo apresentaram uma zona de inibição máxima de 20 mm e 19 mm contra bactérias Gram-positivas (M. luteus) e Gram-negativas (V. fischeri), respetivamente, pelo método de difusão em disco. Os extractos de acetonitrilo foram considerados mais eficazes contra todas as bactérias testadas, exceto E. coli e Erwinia sp. em comparação com os extractos de acetona em diferentes concentrações. Os resultados sugerem que os capsaicinóides e outros metabolitos secundários presentes nos extractos de acetonitrilo contribuiriam para a extração e posterior purificação da capsaicina como agente antibacteriano.

3. **Em 2014, Amruthraj N.J.** investigou os estudos anticancerígenos in vitro de capsaicinóides de *Capsicum chinense* contra células de carcinoma hepatocelular humano:

Objetivo: avaliar o potencial antitumoral dos capsaicinóides extraídos de Capsicum chinense (Bhut Jolokia). A capsaicina e a dihidrocapsaicina extraídas em acetonitrilo foram detectadas e quantificadas por HPLC. Foram realizados estudos in vitro para investigar os efeitos dos capsaicinóides nas células HepG2 após exposição ao extrato de acetonitrilo (AN) em diferentes concentrações. O ensaio MTT para a viabilidade celular e marcadores como a desidrogenase láctica (LDH), o óxido nítrico (NO) e a peroxidação lipídica (LPO) foram preditivos para confirmar a citotoxicidade. Os picos de capsaicina e dihidrocapsaicina foram identificados por HPLC e calibrados com capsaicina padrão. O tratamento de células HepG2 com o extrato de NA mostrou uma redução na viabilidade celular pelo ensaio MMT e também suprimiu a libertação de LDH, LPO e produção de NO de uma forma dependente da dose.

4. **Em 2013, Kumar S.** et al. investigaram o efeito anti-inflamatório de plantas herbáceas: A inflamação faz parte da complexa resposta biológica dos tecidos vasculares a estímulos nocivos, tais como agentes patogénicos, células danificadas ou irritantes. Caracteriza-se por vermelhidão, inchaço das articulações, dores nas articulações, rigidez e perda da função articular. Atualmente, a inflamação é tratada com AINEs. Infelizmente, estes medicamentos provocam um risco acrescido de coágulos sanguíneos, que podem levar a ataques cardíacos e acidentes vasculares cerebrais. Por isso, está a ser considerado o desenvolvimento de medicamentos anti-inflamatórios eficazes a partir de produtos naturais. Devido à sua diversidade química, os produtos naturais são uma fonte rica para a descoberta de novos medicamentos. Um produto natural produzido a partir de plantas medicinais desempenha um papel importante na cura de muitas doenças associadas à inflamação. Os medicamentos convencionais disponíveis no mercado para o tratamento da inflamação têm vários efeitos secundários. Devido a estes efeitos secundários

A procura de novos medicamentos com menos ou nenhuns efeitos secundários é necessária. Existem centenas de fitoconstituintes com numerosas actividades farmacológicas, embora a maioria destes relatórios seja de interesse académico e muito poucos cheguem a ensaios clínicos. A presente revisão tem como objetivo compilar dados sobre fitoquímicos promissores de plantas botânicas que foram testados em modelos de inflamação utilizando sistemas científicos modernos.

5. **2016, Roy Anupam** apresenta uma panorâmica da atividade farmacológica da *Capsicum chinense*: A região nordeste da Índia, considerada um "ponto quente" em termos de biodiversidade e com um ambiente ecológico único, com condições de calor e humidade, produziu a malagueta mais picante do mundo, a "Bhut jolokia" ou "Bih jolokia", que é pelo menos duas vezes mais picante do que a Red Savina Habanero, de acordo com as unidades de calor de Scoville (SHU). A palavra assamesa "bhut" refere-se à vagem grande típica da planta, enquanto o termo "bih" significa "veneno", que se refere à elevada pungência dos frutos da planta. A planta bhut tem sido cultivada na região nordeste da Índia desde tempos antigos, particularmente nos estados de Assam, Nagaland, Manipur e Mizoram. O principal ingrediente ativo pungente da Bhut jolokia (Capsicum chinense Jacq.) é a capsaicina (8-metil-N-vanililil-6-nonenamida) e os seus análogos, conhecidos coletivamente como capsaicinóides, que são sintetizados nas células epidérmicas da placenta do fruto, e que possuem propriedades anti-inflamatórias e antioxidantes. Esta revisão fornece uma panorâmica actualizada das actividades farmacológicas da Bhut

jolokia (Capsicum Chinense Jaqc.), dos benefícios e da toxicidade da capsaicina.

6. **Em 2015, Divya Sree M. S.** investigou o efeito anti-inflamatório de plantas herbáceas indianas: A inflamação é a resposta biológica complexa dos tecidos vasculares a estímulos nocivos, tais como agentes patogénicos, irritantes ou células danificadas. Os AINEs, em particular, são eficazes no tratamento da dor. O fator que limita a utilização de AINEs é a toxicidade gastrointestinal. Em particular, o desenvolvimento de medicamentos anti-inflamatórios eficazes e de produtos naturais está a ser analisado. Devido à sua diversidade química, os produtos à base de plantas são uma fonte rica para a descoberta de novos medicamentos. Os produtos à base de plantas medicinais desempenham um papel importante na cura de muitas doenças associadas à inflamação. Existem no mercado medicamentos convencionais para o tratamento da inflamação, que causam vários efeitos secundários. Devido a estes efeitos secundários, é necessária a procura de novos medicamentos com menos ou nenhuns efeitos secundários. O estudo analisa

Extractos e fitoquímicos de plantas herbáceas indianas que foram analisados quanto ao seu potencial efeito anti-inflamatório.

REFERÊNCIAS:

1. **Roy Anupam.** Uma revisão da atividade farmacológica do *Capsicum chinense*. IJPSR. Vol. 7(3). 2016; 882-889.
2. **P K Verma. et. al.** A botanical enigma of India's hottest chilli 'Bhoot Jolokia' (Capsicum Chinense Jacq.). New York Science Journal. 2013; 6(11). 49-51]. (ISSN: 1554-0200).
3. **Christine E. I. et al.** Avaliação comparativa da qualidade nutricional, fitoquímica e microbiológica de três variedades de pimentão. Revista de Ciências Alimentares e Nutricionais. Vol.2. No.3. 2014; pp. 74-80.
4. **Lebel Antoine L. et al.** a extração polar aprótica de capsaicinóides do fruto de capsicum chinense bhut jolokia para atividade antimicrobiana. Int. J. Pharm. Sci. Rev. Res. 28(2).2014; Artigo No. 44. Páginas: 247-252.
5. **Eshbaugh W.H.** "History and utilisation of the accidental discovery of new crops" (História e utilização da descoberta acidental de novas culturas). Em J. Janick e J.E. Simon. New crops. Nova Iorque: Wiley. Vol.3(4) (1993); pp. 132- 139.
6. **Baruah Sangeeta et al.** A Review on Recent Researches on Bhut jolokia and Pharmacological Activity of Capsaicin. Int. J. Pharm. Sci. Rev. Res. 24(2). 2014; 15. 89- 94.
7. **Amruthraj N.J.,** Estudos in vitro sobre a atividade anticancerígena de capsaicinóides de capsicum chinense contra células de carcinoma hepatocelular humano. Int J Pharm Pharm Sci, Vol 6. Issue 4. 2014; 254-558.
8. **Kumar S. et al.** Atividade Anti-Inflamatória de Plantas Herbáceas: Uma Revisão. IJAPBC - Vol. 2(2). 2013; ISSN: 2277 - 4688.
9. **Divya Sree M. S. et al.** An overview on anti-inflammatory activity of Indian herbal plants, International Journal of Research in Pharmaceutical and Nano Sciences. 4(1). 2015; 1- 9.

CAPÍTULO 3

OBJECTIVO E FINALIDADE
OBJECTIVO:

1   Analisar e avaliar a atividade biológica da planta "Capsicum chinense".

2   . Avaliação dos parâmetros fotoquímicos da planta "Capsicum chinense".

OBJECTIVO:

Os trabalhos devem ser efectuados do seguinte modo

1. Recolha dos frutos da planta.

2. Extração com um solvente adequado.

3. Rastreio fotoquímico.

4. Investigação das várias actividades biológicas.

CAPÍTULO 4

MATERIAIS E MÉTODOS

AUTENTICAÇÃO:

O Capsicum chinense foi identificado pelo seu nome comum e autenticado por P.P. Baruah, Professor e Diretor do Departamento de Botânica da Universidade de Gauhati em Assam.

EXTRACÇÃO:

A planta inteira de *Capsicum chinense* foi seca à sombra e depois pulverizada grosseiramente com um moinho seco. O pó seco da planta (50 g) foi colocado num aparelho de Soxhlet e extraído continuamente com etanol até a extração estar completa. O processo de extração foi continuado durante 72 horas. [0]Depois de concluída a extração, o solvente foi removido por destilação e o extrato concentrado obtido foi seco sob pressão reduzida utilizando um evaporador rotativo a uma temperatura não superior a 40 °C e depois aquecido moderadamente num banho de água. O rendimento do extrato foi de 15 % p/p. O extrato tinha uma cor castanho-avermelhada e era pegajoso.

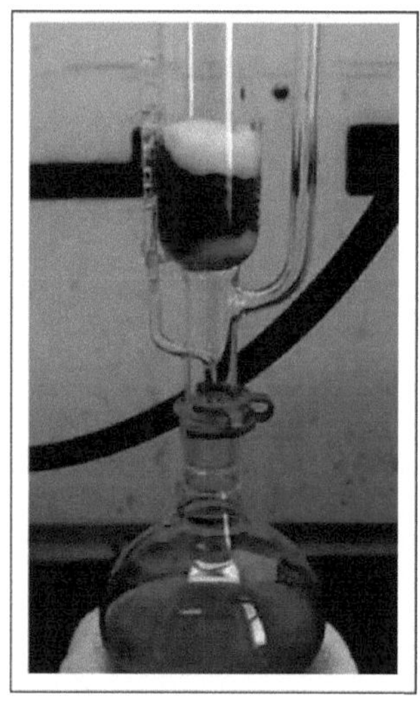

Fig. 4.1: Extração etanólica de *Capsicum chinense*

DETECÇÃO DE ALCALÓIDES:

Cerca de 50 mg do extrato sem solvente foram agitados com uma pequena quantidade de HCl diluído e filtrados. Agitou-se com HCl e filtrou-se. O filtrado foi cuidadosamente testado com vários reagentes alcalóides da seguinte forma

Teste de Hager: 1 ou 2 ml de reagente de Hager (solução saturada de ácido pícrico) são adicionados ao lado do tubo de ensaio a alguns ml de filtrado. Um ppt amarelo pronunciado/amarelo cristalino indica um teste positivo.

Teste de Dragendroff: 1 ou 2 ml de reagente de Dragendorff (solução de iodeto de bismuto e potássio) são adicionados à parte lateral do tubo de ensaio a alguns ml de filtrado. Uma coloração vermelho-acastanhada clara indica que o teste é positivo.

DETECÇÃO DE HIDRATOS DE CARBONO:

Cerca de 100 mg do extrato foram dissolvidos em 5 ml de água destilada e filtrados. O filtrado foi submetido aos seguintes testes

Teste de Molish: adicionar 2 gotas de uma solução alcoólica de alfa-naftol a 2 ml de filtrado, agitar bem a mistura e adicionar lentamente 1 ml de H_2SO_4 conc. ao longo do lado do tubo de ensaio, arrefecer o tubo de ensaio em água gelada e deixar repousar. A presença de um anel púrpura na junção das camadas indica a presença de hidratos de carbono.

Teste de Fehling: 1 ml de filtrado é fervido num banho de água com 1 ml de solução de Fehling A e 1 ml de solução de Fehling B. A formação de uma cor vermelho-tijolo indica a presença de açúcar.

Teste de Barfoed: misturar 1 ml de filtrado com 1 ml de reagente de Barfoed e aquecer em banho-maria durante 2 minutos. A formação de um líquido vermelho indica a presença de açúcar.

DETECÇÃO DE PROTEÍNAS E AMINOÁCIDOS:

Cerca de 100 mg do extrato foram dissolvidos em 10 ml de água destilada e filtrados através de papel de filtro Whatman n.º 1, tendo o filtrado sido analisado para proteínas e aminoácidos da seguinte forma

O teste de Millon:

a)   Adicionar algumas gotas de reagente de Millon a 2 ml de filtrado. Uma mancha branca indica a presença de proteínas.

b)   A alguns ml de filtrado, adicionar 2 ml de sulfato de mercúrio em ácido sulfúrico concentrado, ferver durante um minuto, depois adicionar 2 gotas de nitrato de sódio e aquecer. Um ppt amarelo indica a presença de proteínas.

Teste da xantoproteína: 5 ml de solução de teste são misturados com 1 ml de solução conc. de HNO_3, levados à ebulição e, após arrefecimento, adiciona-se novamente solução de NaOH a 40%. A cor laranja da solução indica um teste positivo para a proteína.

Teste geral:

Teste A: Extrair 200 mg da droga com 5 ml de ácido sulfúrico diluído, aquecendo em banho-maria. Filtrar. Em seguida, neutralizar o extrato ácido com uma solução de hidróxido de sódio a 5%. Adicionar 0,1 ml da solução de Fehling A e B até se tornar alcalina (verificar com papel de pH) e aquecer em banho-maria durante 2 minutos. Anotar a quantidade de precipitado vermelho formado e compará-la com a quantidade formada no "Ensaio B".

Ensaio B: extrair 200 mg da droga com 5 ml de água em vez de ácido sulfúrico. Após a ebulição, utilizar a mesma quantidade de água utilizada para o hidróxido de sódio no ensaio anterior. Adicionar 0,1 ml da solução de Fehling A e B até à alcalinização (testar com papel de pH) e aquecer em banho-maria durante 2 minutos. Observar a quantidade de precipitado vermelho formado. Comparar a quantidade de precipitado formado no ensaio B com a quantidade de bolores no ensaio A.

Se o precipitado no teste A for maior do que no teste B, pode estar presente um glicosídeo. Uma vez que o Teste B representa a quantidade de açúcares redutores livres já presentes na droga bruta, enquanto o Teste A representa os açúcares redutores livres mais os formados durante a hidrólise ácida dos glicosídeos na droga bruta. Na amostra, o precipitado no Teste A é menor do que no Teste B, indicando que pode não haver glicosídeo presente.

DETECÇÃO DE TANINOS:

Ensaio de cloreto férrico:

a) Cerca de 0,5 g do extrato foi fervido em 10 ml de água num tubo de ensaio e depois filtrado. Adicionaram-se algumas gotas de cloreto férrico a 0,1%. Uma coloração verde-acastanhada ou preto-azulada indica a presença de tanino.

b) Se alguns ml do extrato forem tratados com uma solução de cloreto férrico, uma cor verde ou azul indica a presença de tanino.

Teste de gelatina: Dissolve-se uma pequena quantidade do extrato em água destilada; adicionam-se 2 ml de uma solução de gelatina a 1% com NaCl a 10%. O desenvolvimento de um ppt branco indica a presença de tanino.

Teste da catequina: mergulhar um palito de fósforo na solução, secá-lo e humedecê-lo com HCL concentrado. Em seguida, aquecer o palito junto de uma chama. Se a cor da madeira se tornar rosa (porque o cloroglucinol é formado pela reação da catequina com o ácido), isso indica a presença de tanino.

TESTE DE DETECÇÃO DE FLAVONÓIDES:

Teste do acetato de chumbo: Adicionam-se algumas gotas de solução de acetato de chumbo (10%) à solução alcoólica do extrato, pelo que a formação de chumbo amarelo indica a presença de flavonóides.

Teste do cloridrato de zinco: adicionar ao extrato uma pitada de pó de zinco e algumas gotas de HCL conciso. Após alguns minutos, surge uma cor vermelha/megneta, indicando a presença de flavonóides.

Teste do cloreto de ferro (III): adicionaram-se algumas gotas de cloreto de ferro ao extrato metanólico. [4]Uma cor verde indica a presença de flavonóides .

PESQUISA DE ESTERÓIDES E TRITERPENÓIDES:

Teste de Salkowski: tratar o extrato com algumas gotas de ácido sulfúrico concentrado. A cor vermelha da camada inferior indica a presença de esteróides.

Ensaio do pó de enxofre: Adicionar uma pequena quantidade de enxofre em pó à solução de teste. Uma gota no fundo indica a presença de esteróides.

Teste de Libermann-Burchard: adicionam-se algumas gotas de anidrido acético ao extrato, aquece-se até à ebulição, arrefece-se e adiciona-se 1 ml de H2SO4 conc. ao lado do tubo de ensaio. Um anel castanho na junção e uma descoloração vermelha profunda da camada superior indicam a presença de triterpenóides.

CONSTANTES FÍSICO-QUÍMICAS:
       (I)   Valores de cinzas
       (II)   Valores de extração

Determinação dos valores de cinzas:

O teor de cinzas de uma droga bruta é geralmente considerado como o resíduo remanescente após a combustão. Corresponde normalmente aos sais inorgânicos que se encontram naturalmente na droga e que a ela aderem, mas pode também conter substâncias inorgânicas que tenham sido adicionadas para efeitos de adulteração. Existem diferenças consideráveis dentro de limites estreitos para um mesmo medicamento. Por conseguinte, a determinação das cinzas constitui uma base para avaliar a identidade e a pureza de um medicamento e fornece informações sobre a sua adulteração com substâncias inorgânicas. Foram estabelecidas normas de cinzas para uma série de medicamentos oficiais. Regra geral, estas normas contêm um valor máximo de cinzas totais ou de cinzas insolúveis em ácido admissíveis.

A cinza total é o resíduo remanescente após a incineração. A cinza insolúvel em ácido é a parte da cinza total que é insolúvel em ácido clorídrico diluído.

A cinza ou resíduo de um composto químico orgânico é normalmente uma medida da quantidade de substâncias inorgânicas presentes como contaminante. Na maior parte dos casos, as substâncias inorgânicas estão presentes em pequenas quantidades que são difíceis de remover no processo de limpeza e não são censuráveis se estiverem presentes apenas vestígios. O valor de cinzas é útil para determinar a qualidade e a pureza das drogas cruas em pó.

Cinzas totais:

Pegar em cerca de 2 ou 3 g de droga moída, cuidadosamente pesada, e colocá-la numa taça de platina ou quartzo alcatroada, previamente acesa e pesada. A droga moída é polvilhada numa camada fina e uniforme no fundo da taça. Deixar encarnar, aquecendo gradualmente até se obter um calor vermelho baço, arrefecer e pesar.

Se não for possível obter cinzas isentas de carbono desta forma, a massa carbonizada é extraída com água quente, o resíduo é recolhido num papel de filtro isento de cinzas, o resíduo e o papel de filtro são incrementados, o filtrado é adicionado, evaporado até à secura e inflamado a baixa temperatura. O teor de cinzas é calculado em relação à droga seca ao ar.

Cinzas insolúveis em ácido:

Ferver as cinzas totais com 25 ml de ácido clorídrico diluído durante cinco minutos, recolher os componentes insolúveis num cadinho de Gooch ou em papel de filtro sem cinzas e lavar com água quente,

Incendiar e pesar. Calcular a percentagem de cinzas insolúveis em ácido em relação à droga seca ao ar.

Cinzas solúveis em água:

As cinzas totais são fervidas com 25 ml de água durante 5 minutos; os componentes insolúveis são recolhidos num cadinho de Gooch ou num papel de filtro isento de cinzas, lavados com água quente e incendiados a baixa temperatura até que o peso seja constante. Subtrai-se o peso dos componentes insolúveis ao peso das cinzas; a diferença de peso corresponde às cinzas solúveis em água. Calcular a percentagem de cinzas solúveis em água em relação à droga seca ao ar.

Determinação do valor extrativo:

O valor de extração de um medicamento em bruto determina a quantidade de constituintes activos extraídos com solventes de uma determinada quantidade de material vegetal medicinal. É utilizado para materiais para os quais não existe um ensaio químico ou biológico adequado.

Extrato solúvel em água:

3 gm do medicamento seco ao ar foi macerado com 100 ml de água destilada num balão fechado durante 24 horas, com agitação frequente. ^{0}A solução foi filtrada e 25 ml do filtrado foram evaporados num prato de fundo plano alcatroado, secos a 100 C e pesados. A percentagem de extrato solúvel em água foi calculada com referência às drogas secas ao ar.

Extrato solúvel em álcool:

4 gm. de droga seca ao ar e grosseiramente pulverizada foram macerados com 100 ml de álcool num balão fechado durante 24 horas, com agitação frequente. Filtrou-se rapidamente, tendo em atenção a perda de álcool. ^{0}Evaporaram-se 25 ml do filtrado numa cápsula de fundo plano alcatroada, secou-se a 105 °C e pesou-se. A percentagem de extrato solúvel em álcool foi calculada em relação à droga seca ao ar.

ACTIVIDADE ANTI-INFLAMATÓRIA IN VITRO

Inibição da desnaturação da albumina:

[4]A mistura de reação (5 ml) consistiu em 0,2 ml de albumina de ovo, 2,8 ml de tampão fosfato salino (PBS, pH 6,4) e a quantidade necessária do extrato, de modo a que a concentração final fosse de 70, 100 e 150 µg/ml. Um volume semelhante de etanol serviu de controlo. A mistura foi então incubada a 37 ± 2 °C numa BOD durante 15 minutos e depois aquecida a 70 °C durante 5 minutos. Após arrefecimento, a absorvância foi medida a 660 nm utilizando o veículo como branco. [4]O diclofenac de sódio a uma concentração final de (70, 100, 150 µg/ml) foi utilizado como fármaco de referência e tratado de forma semelhante para a determinação da absorvância. A percentagem de inibição da desnaturação proteica foi calculada utilizando a seguinte fórmula:

% Inibição= {1 - Vt/ Vc} x 100

Vt: Absorvância do ensaio

Vc: Nível de absorção do controlo

Atividade antimicrobiana:

O extrato seco da planta foi dissolvido em etanol, ou seja, a quantidade necessária de extrato foi dissolvida em etanol de modo a que a concentração final fosse de 70, 100 e 150 µg/).

Os testes antimicrobianos foram então efectuados pelo método de difusão em poço utilizando MHA como meio de cultura. As bactérias cultivadas de um dia para o outro a 37 °C durante 24 horas foram utilizadas como inóculo.

O ágar Muller-Hinton foi preparado num Erlenmeyer estéril, autoclavado durante 30 minutos e vertido em placas de Petri estéreis. Foram feitos poços uniformes em cada placa de Petri utilizando um berbequim. As placas foram então inoculadas com as bactérias Gram-positivas e Gram-negativas e os poços foram preenchidos com 50 microlitros de extractos de plantas e deixados a difundir. As placas foram inoculadas com as bactérias e os poços foram preenchidos com 50 microlitros de extractos de plantas e deixados a difundir. As placas foram incubadas durante 24 horas a 37 graus Celsius.

Tabela 4.1 **Desnaturação da albumina:**

Test bacteria are inoculated in sterilized nutrient broth and incubated at 37 degree celsius

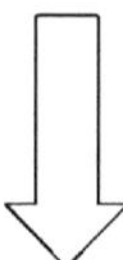

Sterilized muellarhinton agar is poured in 2-petriplates and allowed to solidify

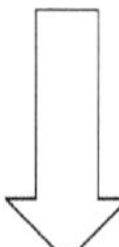

After solidification the bacterial sample in the nutrient broth culture inoculated onto the MHA plate by strile swab. The plates are allowed to dry.

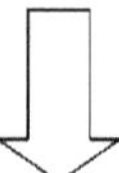

Well are made with the help of a sterile borer

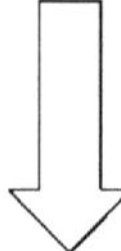

Different concentration of the extracts are added to the respective wells

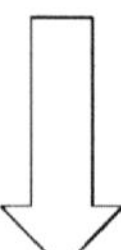

Plates are incubated at 37 degree celceus for 24 hour

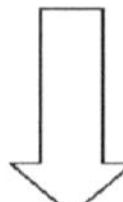

Result is observed and measured the zone of inhibition after 24 hour and 48 hour.

CAPÍTULO 5

RESULTADOS E DISCUSSÃO

RESULTADOS E DISCUSSÃO

ANÁLISE FITOQUÍMICA PRELIMINAR:

Os frutos de *Capsicum chinense* foram recolhidos e analisados utilizando vários parâmetros de normalização. Os resultados fitoquímicos preliminares mostraram a presença ou ausência de determinados fitoquímicos na droga. Os testes foram realizados com extractos etanólicos. O teste fitoquímico revelou a presença de alcalóides, glicósidos (antraquinona, cumarina, saponina, açúcar desoxi), flavonóides, esteróides, terpenóides, taninos, proteínas e hidratos de carbono.

Deteção de alcalóides:-

Cerca de 50 mg do extrato sem solvente foram misturados com uma pequena quantidade de HCl diluído e filtrados. O filtrado foi cuidadosamente testado com vários reagentes alcalóides da seguinte forma

Quadro 1: Deteção de alcalóides

Sl. NO	Test	Observation for positive test	Inference
1	**Hager's test:** Few ml of filtrate + 1 or 2 ml of Hager's reagent (Saturated solution of picric acid).	Prominent yellow ppt.	Present
3.	**Dragendroff's test:** Few ml of filtrate + 1 or 2 ml of Dragendroff's reagent (Potassium bismuth iodide solution)	Prominent reddish brown ppt.	Present

Deteção de hidratos de carbono

Cerca de 100 mg do extrato foram dissolvidos em 5 ml de água destilada e filtrados. O filtrado foi submetido aos seguintes ensaios

Quadro 2: Deteção de hidratos de carbono

Sl. No	Test	Observation	Inference
1.	**Molish's test:** 2 ml of filtrate + 2 drops of alcoholic solution of α-naphthol (Molish reagent). The mixture shaken well and 1 ml conc. H_2SO_4 added slowly along the sides of the tube, cool the tube in ice water and allowed to stand.	Violet ring at the junction of layers.	Present
2.	**Fehling's test:** 1 ml filtrate + 1 ml each of Fehling's solutions A&B→ heat on water bath.	Formation of brick red ppt.	Reducing sugar
3.	**Barfoed's test:** 1 ml filtrate + 1 ml Barfoed's reagent→ heated on water bath for 2 min.	Formation of red ppt.	Monosaccharic Present

Deteção de proteínas e aminoácidos:-

Dissolveram-se cerca de 100 mg do extrato em 10 ml de água destilada, filtrou-se através de papel de filtro Whatman e analisou-se o filtrado para deteção de proteínas e aminoácidos da seguinte forma

Quadro 3: Deteção de proteínas e aminoácidos

Sl.No	Test	Observation	Inference
1.	**Millon's test:** a) 2 ml of filtrate + few drops of Millon's reagent b) Extract + 2 ml mercuric sulphate in conc. sulphuric acid – boiled for a min. Add 2 drop of sod. Nitrate and heated	White ppt. Yellow ppt.	Amino acid Protein is Present

Deteção de flavonóides:

Quadro 4: Deteção de flavonóides

Sl	Test	Observation	Inference
1	**Lead acetate test:** To the alcoholic solution of the extract add few drops of lead acetate solution (10%)	Yellow ppt.	Flavonoid is present
2	**Zinc Hydrochloride test** To the alcoholic test solution of the extract a pinch of zinc dust + conc. HCl few drops	Red colour after few min	Flavonoid is present
3	**Ferric chloride test:** Alcoholic solution of extract+ A few drops of ferric chloride was added	Green colour	Flavonoid is present

Pesquisa de esteróides e triterpenóides:

Tabela 5: Teste para esteróides e triterpenóides

Sl No	Test	Observation	Inference
1	**Salkowski Test:** Treat the extract with few drops of conc. sulphuric acid	Red colour at lower layer	steroids Present

Deteção de taninos:

Quadro 6: Deteção de taninos

Sl. No	Test	Observation	Inference
1	**Ferric chloride test:** a) About 0.5 g of the extract was boiled in 10 ml of water in a	Blue to Black color observed	Tannin present

	test tube and then filtered. A few drops of 0.1% ferric chloride were added.		
	b) When few ml of extract was treated with ferric chloride solution.	Dark blue color observed	Hydrolysable tannin may present
2	**Gelatin test:** A little quantity of extract dissolved in distil water; add 2ml of 1% gelatin solution containing 10% NaCl.	White ppt.	Tannin Present

Valor das cinzas:

Sl. No.	Ash value	%w/w
1	Total ash	10
2	Acid insoluble ash	1.57
3	Water soluble ash	5.73

ACTIVIDADE ANTI-INFLAMATÓRIA IN VITRO:

Inibição da desnaturação da albumina:

A mistura de reação (5 ml) consistiu em 0,2 ml de albumina de ovo, 2,8 ml de tampão fosfato salino (PBS, pH 6,4) e a quantidade necessária de extrato, de modo a que a concentração final fosse de 70, 100 e 150 μg/ml. Um volume semelhante de etanol serviu de controlo. A mistura foi então incubada a $37 \pm 2^{\circ}C$ numa BOD durante 15 minutos e depois aquecida a $70^{\circ}C$ durante 5 minutos. Após arrefecimento, as absorvâncias foram medidas a 660 nm utilizando o veículo como branco. O diclofenac de sódio na concentração final de (70, 100, 150 μg/ml) foi utilizado como fármaco de referência e o

foi tratado de forma semelhante para a determinação da absorvância. A percentagem de inibição
da desnaturação proteica foi calculada utilizando a seguinte fórmula:

% Inibição= {1 - Vt/ Vc} x 100

Vt: Absorvância do ensaio

Vc: Nível de absorção do controlo

Quadro 7: Inibição da desnaturação da albumina

Sample	Concentration µg/ml	Absorbance (660 nm)	% Inhibition	IC50 µg/ml
Test	70	0.4155	45.37	95.36
	100	0.4722	51.55	
	150	0.5392	58.87	
Standard	70	0.4243	46.33	101.75
	100	0.4601	50.23	
	150	0.5045	55.08	
Control		0.916		

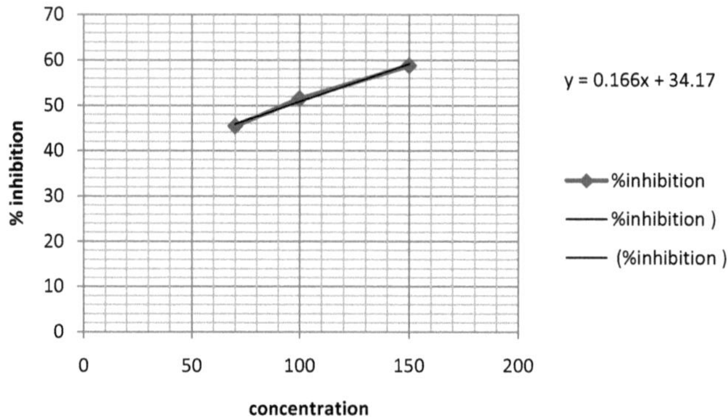

Fig.1: Diagrama da inibição da desnaturação da albumina da amostra

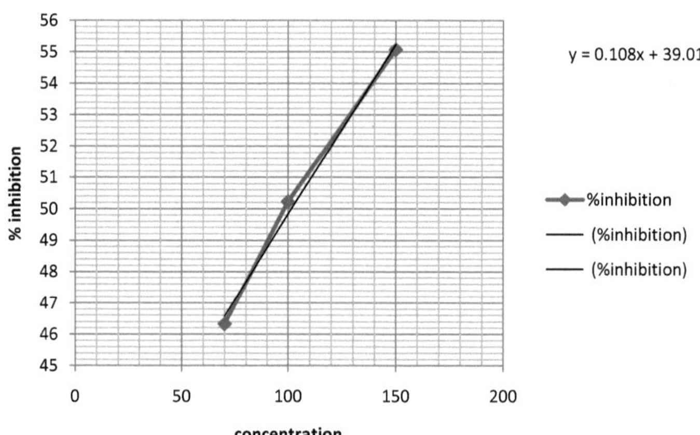

Fig. 2 Diagrama da inibição da desnaturação da albumina pelo

Atividade antimicrobiana:

1. Atividade antimicrobiana de *Capsicum chinense* contra E. coli:

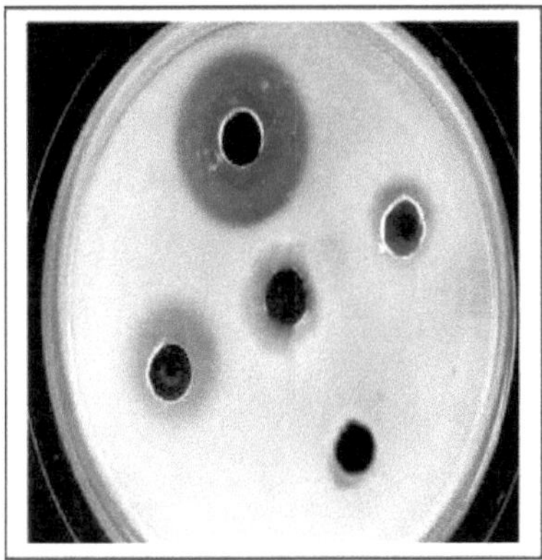

Fig. 3: Zona de inibição de diferentes concentrações contra E. coli

Sl. no	Mico-organism	Concentration of sample (µg/ml)	Zone of inhibition(mm) + SEM
1	E. coli	70	12±1.73
		100	13±2.88
		150	16±0.58

2. Atividade antimicrobiana de *Capsicum chinense* contra S. aureus:

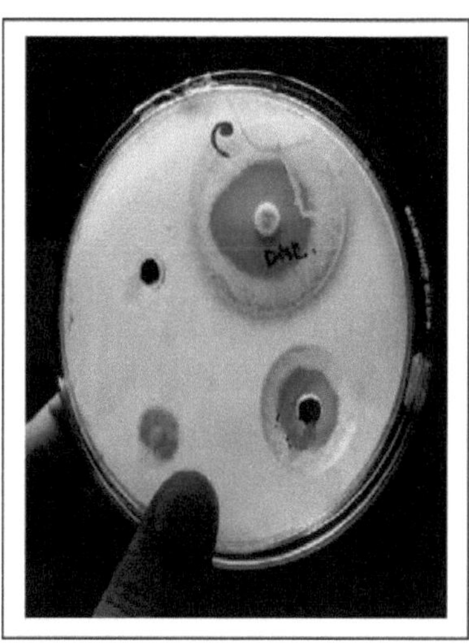

Fig. 4: Níveis de inibição de diferentes concentrações contra S. aureus

Sl. No	Mico-organism	Concentration of sample (µg/ml)	Zone of inhibition(mm)+SEM
1	S. aureus	70	2±1.73
		100	7±2.88
		150	14±0.58

CAPÍTULO 6

DISCUSSÃO

O exame macroscópico dos frutos de *Capsicum chinense* revelou que a sua forma era subcónica a cónica, a cor na maturidade era vermelha com laranja, amarelo e chocolate como variedades mais raras e o sabor era picante.

As análises fitoquímicas preliminares revelaram a presença de alcalóides, hidratos de carbono, taninos, flavonóides e proteínas. A presença de alcalóides e flavonóides explica que a planta deve ter propriedades medicinais valiosas que precisam de ser investigadas. Foram observados parâmetros físico-químicos como o valor total de cinzas (10 % w/w), o valor de cinzas insolúveis em ácido (1,57 % w/w) e o valor de cinzas solúveis em água (5,73 % w/w).

A capacidade do extrato da planta para inibir a desnaturação das proteínas foi investigada como parte do estudo do mecanismo do efeito anti-inflamatório. Foi eficaz na inibição da desnaturação da albumina induzida pelo calor. A inibição máxima de 68,77% foi observada a 150 µg/ml. O diclofenac, um medicamento anti-inflamatório padrão, mostrou uma inibição máxima de 77,12% a uma concentração de 400 µg/ml em comparação com o controlo.

Foram preparadas diferentes concentrações do extrato (70, 100, 150 µg/ml). Apresentou diferentes inibições, mas significativamente mais em bactérias Gram-positivas na concentração mais elevada de 150 µg/ml. A ciprofloxacina foi usada como padrão, que mostrou um resultado de 22 mm de inibição, seguida pelos outros testes a 70, 100 e 150 µg/ml, que mostraram um resultado de 12, 13 e 16 mm de inibição, respetivamente. A gentamicina foi usada como padrão, o que mostrou um resultado de 28 mm de inibição, seguido pelos outros testes a 70, 100 e 150 µg/ml, que deram resultados de 2, 7 e 14 mm de inibição, respetivamente.

CONCLUSÃO

Conclusão:

Neste estudo, verificou-se que *o Capsicum chinense* tem efeitos moderados na atividade microbiana e anti-inflamatória.

A zona de inibição aumentou com o aumento da concentração e a taxa de inflamação foi controlada. A zona de inibição foi observada em bactérias Gram-positivas. Pode concluir-se que a atividade do extrato foi positiva. Com base nos resultados, pode concluir-se razoavelmente que podem ser efectuadas mais investigações e mais estudos sobre este aspeto para um melhor desenvolvimento.

Índice
CAPÍTULO 1 1
CAPÍTULO 2 15
CAPÍTULO 3 25
CAPÍTULO 4 26
CAPÍTULO 5 33
CAPÍTULO 6 41
CAPÍTULO 7 42

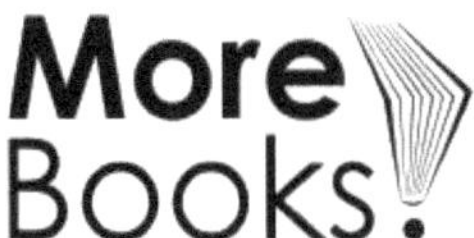

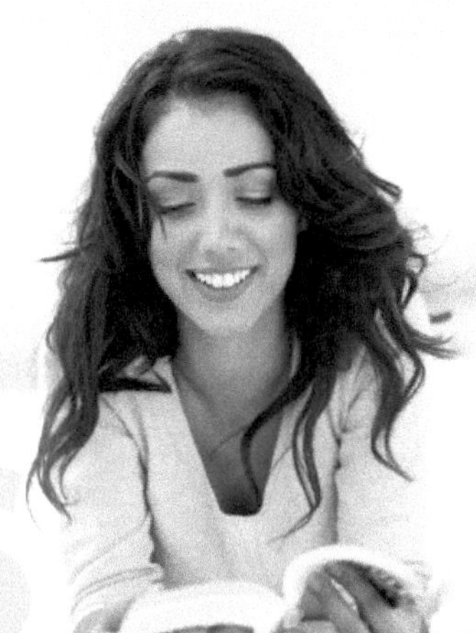

I want morebooks!

Buy your books fast and straightforward online - at one of world's fastest growing online book stores! Environmentally sound due to Print-on-Demand technologies.

Buy your books online at
www.morebooks.shop

Compre os seus livros mais rápido e diretamente na internet, em uma das livrarias on-line com o maior crescimento no mundo! Produção que protege o meio ambiente através das tecnologias de impressão sob demanda.

Compre os seus livros on-line em
www.morebooks.shop

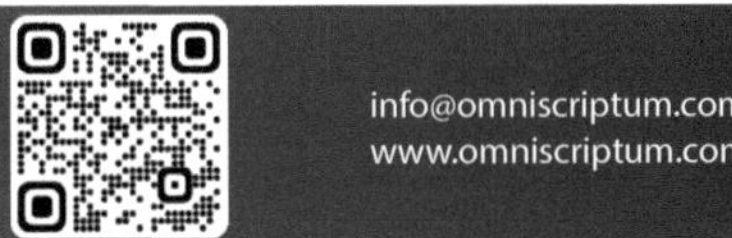

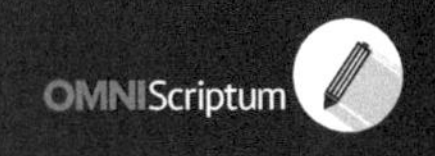

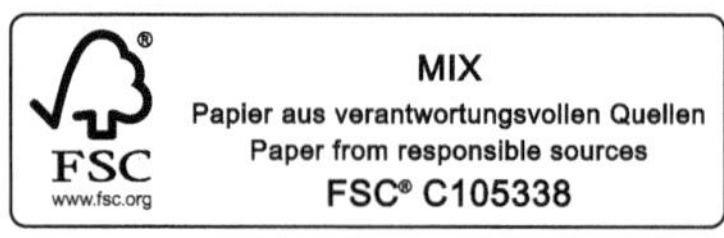

Printed by Books on Demand GmbH, Norderstedt / Germany